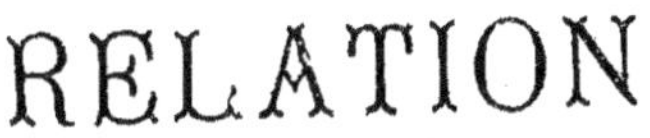

RELATION

DE

DEUX ÉPIDÉMIES DE VARIOLE

A LA

Prison Départementale de Bordeaux

(1870-1889)

PAR

LE DOCTEUR GELLIE

BORDEAUX
IMPRIMERIE DU MIDI
91 — Rue Porte-Dijeaux — 91
—
1889

RELATION

DE

DEUX ÉPIDÉMIES DE VARIOLE

A LA

Prison Départementale de Bordeaux

(1870-1889)

PAR

LE DOCTEUR GELLIE

BORDEAUX
IMPRIMERIE DU MIDI
91 — Rue Porte-Dijeaux — 91

1889

RELATION

DE

DEUX ÉPIDÉMIES DE VARIOLE

A LA

Prison Départementale de Bordeaux

(1870-1889)

Importance des vaccinations générales

Le 28 Mars 1889, le nommé Haudiquez, vagabond, âgé de quarante-huit ans, est écroué au Fort du Hâ. Cet individu, sans domicile fixe, est indiqué sur le registre d'écrou comme venant de Bordeaux.

Le lendemain de son entrée, il se plaint au docteur Gellie, médecin en chef des prisons, d'une courbature générale et de mal de tête. Il avait alors de la fièvre, mais n'offrait aucun symptôme particulier. Tenu en observation pendant quelques jours, il présenta, à l'examen du 7 avril, une légère éruption qui, le 10, prit le caractère très net de varioloïde. Cette éruption assez discrète, se produisit sans symptômes graves concomitants. Néanmoins, en raison du chiffre élevé de la population pénitentiaire (420 détenus), le médecin de la prison provoqua son transport immédiat à l'hospice de Pellegrin (service des varioleux).

Les mesures d'assainissement usitées en pareil cas, furent prises sans retard; tous les objets ayant pu servir au malade furent isolés. Son lit, ses vêtements et son linge, avant d'être livrés au blanchisseur, furent désinfectés soigneusement à l'acide sulfureux. Il fut fait de même pour sa cellule, qui resta inoccupée. Ce cas semblait devoir rester isolé, lorsque le 25 avril, (soit quinze jours après), le détenu Faucher se présenta à la visite médicale avec des symptômes de varioloïde. Notons, en passant, que ce détenu n'était pas en rapport avec le premier atteint.

Faucher fut envoyé le jour même à Pellegrin. Les mesures de désinfection, indiquées plus haut, furent prises aussitôt. Ces deux cas, qui du reste, furent fort bénins, étaient presque oubliés, lorsque la maladie prit subitement l'allure d'une épidémie.

En effet, le 3 juin, deux détenus sont reconnus atteints. Ce sont : Surget, qui était en cellule, et Bonfils, qui était dans un dortoir. Ils furent évacués, le jour même à l'hospice d'isolement. Surget eut une varioloïde assez grave.

Le 6 juin, c'était encore le détenu Lalanne qui était envoyé à Pellegrin.

Il est à remarquer que ce prisonnier n'était pas dans le dortoir des détenus déjà atteints.

Le 7, le nommé Villain dut être à son tour transporté d'urgence à l'hospice.

Ce malade eut une variole confluente grave. Empressons-nous de dire que tous les malades ont guéri.

Les mesures de désinfection, particulières et générales, furent rigoureusement observées dès le 3 juin.

Les détenus reconnus suspects furent isolés de leurs camarades ; les cellules qu'ils avaient habitées furent toutes désinfectées deux fois par l'acide sulfureux, en quantité double de celle prescrite ordinairement (Combustion de 60 grammes de soufre par mètre cube, au lieu de 30 grammes) (A).

(A). Excellent procédé de désinfection, le plus sur, peut-être, et qui doit être préféré à tout autre, chaque fois qu'il est possible de disposer d'un local, hermétiquement clos, qui restera fermé pendant deux ou trois jours. La dose du soufre ne doit pas être inférieure à 50 grammes par mètre cube.

Le blanchîment à la chaux des murs et de tous les locaux de la prison, sans exception, ne contribua pas peu à l'assainissement de l'Établissement.

Enfin, mesure des plus importantes, dès le 4 juin, c'est-à-dire le lendemain de l'éclosion des deux cas simultanés, le médecin prit, de concert, avec M. le Directeur de la prison, les mesures nécessaires pour la vaccination générale de la population pénitentiaire et du personnel administratif.

On put procéder à cette opération, le 8 juin, au moyen d'une génisse mise obligeamment à notre disposition par le service municipal de vaccine, avec l'agrément de la Municipalité.

M. le Directeur et toute sa famille, la Supérieure des religieuses et toutes les Sœurs, le greffier-comptable et sa famille, furent les premiers vaccinés, ainsi que les gardiens, et les industriels ayant des communications à l'intérieur de la prison.

Plusieurs séances de vaccination, à huit jours d'intervalle, ont été nécessaires, en raison du renouvellement journalier de la population pénitentiaire.

A la première séance du 8 juin, les docteurs Gellie et Dausse, médecin suppléant, procédèrent à la vaccination de 306 détenus, hommes, et de 65 femmes, non compris le personnel administratif et externe (60 environ (au total 430 vaccinations).

Une autre séance fut faite le 13 juin, pour vacciner les détenus entrés au Fort du Hâ, du 8 au 13 (23 hommes et 11 femmes). Ce jour-là, le médecin de la prison de Labot. tière vaccina également les détenus de cette succursale pénitentiaire au nombre de 68.

Une troisième séance fut faite le 22 juin pour les détenus arrivés du 13 au 22 (35 hommes et 6 femmes).

Jusqu'à cette date, et depuis le 7 juin, on n'avait constaté aucun cas suspect; mais, le 22, le docteur Dausse, médecin suppléant, qui faisait ce jour-là le service de la prison, remarqua, à la visite, deux détenus qui présentaient quelques symptômes de l'épidémie régnante.

Le lendemain la maladie n'était pas confirmée; mais le 24 juin, ces détenus, qui avaient été isolés, furent reconnus atteints de varioloïde discrète. Le même jour un détenu se presenta à la visite avec une éruption qui ne laissait aucun doute sur sa nature. Un gardien qui s'était déclaré malade le matin, fut également reconnu atteint de varioloïde. Ces quatre cas étaient presque sans fièvre. Néanmoins, le docteur Gellie fit transporter ces malades à Pellegrin. C'étaient les détenus : Pajot, Gaudin, Baronnet, et le gardien Lamothe. Ces trois détenus, et le gardien, avaient cependant été vaccinés les jours précédents, mais sans succès.

Ces quatre derniers cas furent très bénins.

Les mêmes mesures de désinfection qui sont indiquées plus haut, furent rigoureusement appliquées, et une quatrième séance de vaccination fut faite le 3 Juillet. = (38 hommes et 7 femmes).

Cette petite épidémie fut alors enrayée, et aucun cas suspect ne s'est produit depuis le 24 juin.

En résumé, dix cas de varioloïde ou de variole, dont deux assez graves, et 8 bénins ; tous suivis de guérison.

Il est incontestable que le germe de l'épidémie a été introduit à la prison par le nommé Haudiquez, qui est entré au Fort du Hâ malade, et en puissance déjà de virus variolique.

En présence de la rapidité avec laquelle on a pu enrayer complétement une maladie aussi contagieuse que la variole, dans un milieu très favorable à son développement, en raison du chiffre élevé de la population pénitentiaire, qui dépassait le chiffre de 400, il est permis d'affirmer que cet heureux résultat est dû aux mesures rigoureuses de prophylaxie qui ont été prises dès le début, et appliquées avec le plus grand zèle par tout le personnel administratif. La méthode des vaccinations en masse, dont la valeur n'est plus à discuter, se trouve ici une fois de plus confirmée.

TABLEAU

DES

VACCINATIONS ET REVACCINATIONS

PRATIQUÉE A LA

PRISON DÉPARTEMENTALE DU FORT DU HA

ET A LA

MAISON DE CORRECTION DE LABOTTIÈRE

Dans les mois de juin et juillet 1889.

FORT DU HA (hommes)

DATES des Vaccinations	NUMÉROS des Vaccinations	NOMBRE de Vaccin.	NOMBRE des Succès	pour Cent	Observations
8 Juin....	1re Vaccin..	306	54	18 °/o	
13 »	2e » ..	23	5	25 °/o	
22 »	3e » ..	35	6	17 °/o	
3 Juillet..	4e » ..	38	7	18 °/o	
Labottière					
13 Juin....	«	64	11	17 °/o	
Nomb. d'homm. vaccinés		466			
Total des succès...			83		
Pour cent...				17 81	

FORT DU HA (femmes)

DATES des Vaccinations	NUMÉROS des Vaccinations	NOMBRE de Vaccin.	NOMBRE des Succès	pour Cent	OBSERVATIONS
8 Juin....	1re Vaccin..	44	21	48 %	Les 21 femmes vaccinées de bras à bras, au moyen de 2 enfants nés à la prison, ont donné 17 succès, bien que toutes, sauf une, présentassent les marques d'une vaccination antérieure
		21	17	81 %	
13 »	2e » ..	11	11	33 %	
22 »	3e » ..	6	4	33 %	
3 Juillet..	4e » ..	7	2	30 1/2 %	
Nombre de femmes vaccinées..............		89			
Total des Succès..............			46		
MOYENNE DES SUCCÈS....................				51 1/2 %	

RÉSUMÉ

Chiffre total des vaccinés de la population pénitentiaire.

Hommes	466
Femmes	89
Ensemble	555
Succès	129

Moyenne générale des succès — 23.42 0/0 —

Il est à remarquer que le chiffre des succès obtenus chez les femmes, (51,68 0/0) est beaucoup plus élevé que celui constaté chez les hommes (17,34 0/0 seulement). Cette différence doit tenir à ce que la plupart des hommes avaient été revaccinés déjà, pour entrer, soit à l'école, soit au régiment, et qu'ils avaient encore conservé leur immunité contre le vaccin nouveau ; tandis que la plupart des femmes n'avaient été vaccinées qu'une fois, comme le sont les enfants, mais peu de temps après leur naissance.

On remarquera également que sur 21 femmes vaccinées de bras à bras, il y a eu 17 succès (81 0/0) tandis que sur 44 vaccinées avec le vaccin de génisse, il n'y a eu que 21 succès 48 0/0.

Nous constatons le fait sans en tirer de conclusion, en raison du petit nombre des sujets.

Les succès pour les 60 personnes étrangères à la population pénitentiaire, n'ont pu être reconnus régulièrement, mais, les quelques cas observés, ont paru donner la même moyenne générale que celle constatée ci-dessus, soit 23 ou 24 pour cent (1).

Il n'est pas sans intérêt de rappeler ici, qu'en 1870, le Fort du Hâ fut envahi par l'épidémie de variole si meurtrière, qui désola à cette époque, pendant près d'une année, la ville de Bordeaux. Dès le début, la maladie se présenta à la prison, avec une allure envahissante et un caractère de gravité bien fait pour inspirer de sérieuses inquiétudes dans un milieu aussi favorable au développement de toutes les maladies contagieuses. En peu de jours, le nombre des détenus atteints de variole s'éleva au chiffre de 35 ou 36. Le docteur Gellie fit évacuer 16 à 17 de ces malades sur l'hôpital Saint-André. L'autre moitié des varioleux fut traitée par lui dans une vaste salle de la grande tour du Fort du Hâ, et confiée aux soins de gardiens et de prisonniers-infirmiers, portant

(1) La constatation des succès a été faite avec un soin rigoureux, et tout bouton ne présentant pas les caractères bien nets de l'éruption vaccinale, a étée éliminé de la présente statistique.

tous les traces d'une variole antérieure, et n'ayant aucune communication avec l'intérieur de la prison.

La méthode des vaccinations en masse, par le vaccin de génisse, fut appliquée sans retard par le médecin en chef, avec l'aide des deux médecins-adjoints.

En quatre séances, répétées à vingt jours d'intervalle environ, plus de 900 vaccinations furent pratiquées, tant sur la population pénitentiaire, dont le chiffre était très élevé à ce moment, que sur tout le personnel administratif, y compris les trois médecins vaccinateurs, qui durent payer d'exemple, pour vaincre quelques résistances qui s'étaient produites parmi les détenus.

Les résultats de cette pratique, aidée de tous les moyens prophylactiques usités, furent tout à fait remarquables et concluants. La marche envahissante de l'épidémie fut rapidement enrayée, et il fut facile de constater « que l'influence qu'exerçaient, au début, les nouveaux prisonniers, écroués en état de bonne santé apparente, mais en réalité en puissance déjà du virus variolique, avait complètement cessé depuis les vaccinations générales, malgré l'influence contagieuse intense qui régnait dans la ville et qui se prolongea pendant plusieurs mois encore. »

L'immunité absolue dont jouirent dès lors les sujets vaccinés, jusqu'à leur sortie de la prison, ne peut laisser aucun doute sur la valeur de cette méthode. que d'autres faits, publiés aussi, ont confirmée depuis longtemps, mais qu'il serait très important de faire entrer plus largement dans la pratique, en rendant, s'il était possible, cette mesure obligatoire, chaque fois au moins que l'action des Pouvoirs Publics pourrait intervenir (administrations, écoles, lycées, personnel des chemins de fer-armée, marine, chantiers de l'État, population indigente des Bureaux de Bienfaisance et autres collectivités).

Quant au chiffre des succès pour ces 900 vaccinations de 1870, il fut sensiblement le même que celui consigné dans le présent rapport, c'est-à-dire 24 à 25 p. 100. Le nombre des décès fut de cinq (trois à l'hôpital et deux à la prison).

Il est intéressant de constater aussi que ces 1,500 opérations environ de vaccination, n'ont donné lieu à aucun accident local ou général, de nature septique ou inflammatoire.

Les deux conclusions suivantes sont donc justifiées par des faits nombreux et bien observés :

1° La méthode des revaccinations en masse, en temps d'épidémie, aidée de tous les procédés antiseptiques recommandés, est le seul moyen vraiment efficace d'enrayer la marche de la variole, et de s'opposer à sa dissémination ;

2° Le vaccin de génisse, dont la valeur est maintenant reconnue, peut être substitué au vaccin humain. Il est le seul, dont l'abondance puisse suffire aux exigences des centres importants de population.

Dr GELLIE.

Bordeaux. — Imp. du MIDI, 91, rue Porte-Dijeaux.

www.ingramcontent.com/pod-product-compliance
Lightning Source LLC
LaVergne TN
LVHW012024170826
845678LV00004BA/1627

* 9 7 8 2 3 2 9 6 2 6 6 8 0 *